頭蓋骨
ペーパークラフト

著 **高柳雅朗**

埼玉県立大学

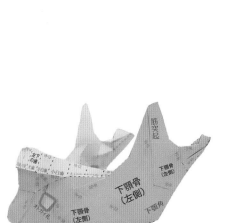

中外医学社

はじめに

本書はどんな本？

　本書は、頭蓋骨のペーパークラフトの組み立てを楽しみながら、組み立てる時と完成後に頭蓋骨を立体的に学ぶことを目的とした学習教材です。組み立てる手順においては、骨名や骨の部位名などを繰り返し見ることで、それらの名称と配置を立体的に理解し学んでもらえることと思います。完成後は立体のセルフラーニング教材となり、解説の図と同じ角度からの観察による学習だけでなく、さまざまな角度からの観察と確認、そして自分や友人の頭と比較しながら理解を深めてもらえることと期待しています。

この頭蓋骨ペーパークラフトの特徴は？

　頭蓋骨を学びたい人向けに様々な教材が市販されています。古来より素晴らしい専門書が豊富にありますが、描かれている絵図や写真は特定の角度から見たものに限られるため、平面資料のみによる学習から立体的に理解することは難しいでしょう。解剖学模型には名称等の記載がないものもあるため、解剖学の初学者にとって、名称のない模型ではセルフラーニングにおいて得心しにくいと思われます。スマホやパソコンのアプリでは画面内で自由に回転させることができ、立体的な理解に有用と思われますが、手に持てないため実感は得られないでしょう。

　しかしながら本書の頭蓋骨ペーパークラフトは、解剖学の初学者もセルフラーニングができるように、表面に骨名、骨の部位名、縫合の名称といった解剖学用語を記載しました。また、本物の頭蓋骨をイメージしやすいように、本ペーパークラフトは実物大としました。完成した実物大の頭蓋骨ペーパークラフトを手にする学習は、他の教材とは一味違う立体的な理解と実感をもたらしてくれるでしょう。

どんな人向けの本？

　医師、歯科医師、看護師、救急救命士、理学療法士、作業療法士、鍼灸師、柔道整復師、歯科衛生士ほか、医療従事者を目指すすべての学生さんにとって重要な基礎科目の1つである解剖学は、学習が難儀な科目なのではないでしょうか。本書は解剖学の理解を目指すこれら学生諸氏の予習や復習そして試験勉強の一助となるよう開発した頭蓋骨ペーパークラフトの本です。

　医療従事者ではない一般の方も、医療従事者として働いている方も、「頭の骨はどうなっているのだろう？」、「頭蓋骨について学びたい」、「手元に頭蓋骨の模型があれば」と思ったことはありませんか？　患者さん、あるいは後輩や新人に説明したい方も、是非このペーパークラフトを組み立てて活用してほしいと思います。

　また、頭蓋骨や人体に科学的な興味や好奇心をふくらませている高校生や中学生にも組み立てにチャレンジしてもらえれば嬉しいです。

楽しんでほしい！

　本書は頭蓋骨の学習教材ではありますが、ペーパークラフトです。プラモデルのような組み立てる楽しさもあります。紙という平面の展開図が徐々に組み上がって立体化する過程の面白さも楽しみながら作ってもらえればと思います。

　最後になりますが、本書を上梓するにあたり、終始丁寧なご指導を頂いた中外医学社の小川孝志氏、鈴木真美子氏、栗原千裕氏、そして本書に『イラスト解剖学』のイラストや図説の使用を御快諾頂きました松村讓兒先生に深く感謝申し上げます。

2024年5月

高柳 雅朗

作りながら
探してみよう

JCOPY 498-00046

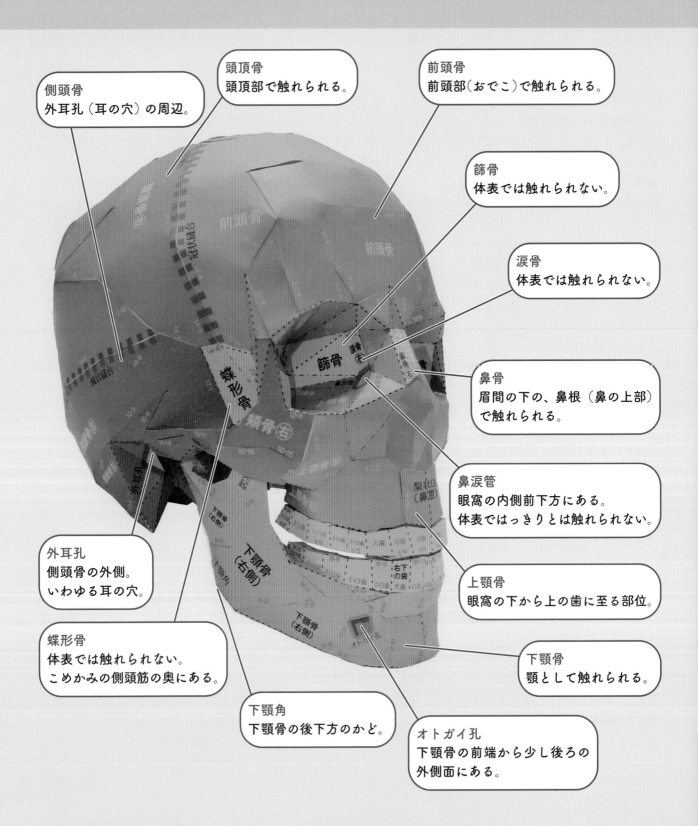

側頭骨
外耳孔（耳の穴）の周辺。

頭頂骨
頭頂部で触れられる。

前頭骨
前頭部（おでこ）で触れられる。

篩骨
体表では触れられない。

涙骨
体表では触れられない。

鼻骨
眉間の下の、鼻根（鼻の上部）
で触れられる。

鼻涙管
眼窩の内側前下方にある。
体表ではっきりとは触れられない。

外耳孔
側頭骨の外側。
いわゆる耳の穴。

上顎骨
眼窩の下から上の歯に至る部位。

蝶形骨
体表では触れられない。
こめかみの側頭筋の奥にある。

下顎骨
顎として触れられる。

下顎角
下顎骨の後下方のかど。

オトガイ孔
下顎骨の前端から少し後ろの
外側面にある。

＊骨の名称等の読み方は4ページからの「頭蓋骨を理解しよう」をご覧下さい。

矢状縫合
左右の頭頂骨の間の関節。

冠状縫合
前頭骨と頭頂骨の間の関節。

頬骨
眼窩の外側やや下から頬で触れられる。

ラムダ縫合
頭頂骨と後頭骨の間の関節。

鱗状縫合
頭頂骨と側頭骨の間の関節。

頬骨弓
側頭骨の頬骨突起と頬骨の側頭突起が形成する。顔の側面のこめかみの下で触れられる。

乳様突起
側頭骨の外耳孔の後下方で触れられる。

顎関節
外耳孔の前にある。口を開けるとくぼみとして触れられる。

筋突起
下顎骨の下顎枝の前方の突起。

後頭骨
後頭部で触れられる。

外後頭隆起
後頭骨にある。後頭部中央に隆起として触れられる。

下顎窩
側頭骨の下面にあるくぼみ。下顎骨の下顎頭と顎関節を構成する。

大後頭孔（大孔）
後頭骨の下面にある。体表では触れられない。

茎状突起
側頭骨の乳様突起の前内側にある。体表では触れられない。

関節突起
下顎骨の下顎枝の後方の突起。外耳孔の前で、口を開け閉めすると前後に移動する。

翼状突起
蝶形骨の下面にある。体表では触れられない。

鋤骨
体表では触れられない。

口蓋骨
口腔（口の中）で、口蓋の奥で触れられる。

頭蓋骨を
理解しよう

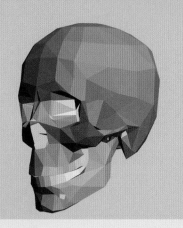

はじめに

これから頭蓋骨ペーパークラフトを組み立てる方へ

　この頭蓋骨ペーパークラフトのコンセプトは「頭蓋骨を楽しく組み立てながら学ぼう！」です。ざっとでもよいので、組み立てる前にこの解説を読むことをお勧めします。頭蓋を構成する骨の名前とおおよその位置を覚えておくと、組み立て時にイメージしやすく、組み立てやすくなるでしょう。また、予習となり、組み立てる時にす〜っと皆さんの頭（脳）に頭蓋骨の知識が入ってくるでしょう。

頭蓋骨ペーパークラフトの組み立てを終えた方へ

　まずは組み立て、お疲れ様でした！　楽しく組み立ててもらえたでしょうか？　きっと手元の頭蓋骨のペーパークラフトを眺めながら達成感を感じていることと思います。

　頭蓋骨ペーパークラフトが完成したら、出来上がった頭蓋骨を使って解説を読みながら頭蓋を構成する骨や部位を探して確認しましょう。教科書に描かれている図は平面ですので、わかりにくい部位や確認しにくい構造物もあります。しかし、ペーパークラフトは立体です。様々な角度から観察し、立体的に理解しましょう。

　頭蓋骨ペーパークラフトで確認ができたら、次は自分の頭で探し、体表で触知して確認しましょう。家族や友達と一緒にお互いの頭で確認するのもおすすめです。

Ⅰ. 頭蓋（とうがい）を構成する骨について　cranium, skull

　頭蓋は一般的には「ずがい」と読みますが、解剖学では「とうがい」と読みます。

　頭蓋は 15 種 23 個の骨が組み合わさってできています。頭蓋の後ろから上の半分は脳をいれる**脳頭蓋（神経頭蓋）**、前から下の半分は**顔面頭蓋（内臓頭蓋）**といいます。脳頭蓋は、後頭骨（1 個）、蝶形骨（1 個）、側頭骨（2 個）、頭頂骨（2 個）、前頭骨（1 個）、篩骨（1 個）からなります。顔面頭蓋は、上顎骨（2 個）、口蓋骨（2 個）、頬骨（2 個）、下顎骨（1 個）、舌骨（1 個）から構成されます。下鼻甲介（2 個）、涙骨（2 個）、鼻骨（2 個）、鋤骨（1 個）は、脳頭蓋に分類される場合と顔面頭蓋に分類される場合があります。

1. 頭頂骨（とうちょうこつ）parietal bone　［作り方①②］

　脳頭蓋の上壁にあたります。左右の頭頂骨は正中線上で**矢状縫合**（しじょうほうごう）をなし、前方では前頭骨と**冠状縫合**（かんじょうほうごう）を、後方では後頭骨と**ラムダ縫合**（人字縫合）を、外側では側頭骨と**鱗状縫合**（りんじょうほうごう）をなします。

JCOPY 498-00046

2. 後頭骨（こうとうこつ）occipital bone 〔作り方③〕

脳頭蓋の後下部にあたります。頭蓋の後方中央部の隆起を**外後頭隆起**といい、皮膚の上から触れても簡単にわかります。下面には**大後頭孔**（大孔）があり、延髄、椎骨動脈、副神経 (XI) などが通っています。大後頭孔の前半の両側にある隆起を**後頭顆**（こうとうか）といい、第1頸椎（環椎）と関節（環椎後頭関節）します。

3. 前頭骨（ぜんとうこつ）frontal bone 〔作り方④〕

脳頭蓋の前壁および眼窩の上壁にあたります。おでことして皮膚の上から触れても簡単にわかります。空気を含む**前頭洞**（副鼻腔の1つ）を内部にもつ含気骨です。頭頂骨と**冠状縫合**をなします。

4. 篩骨（しこつ）ethmoidal bone 〔作り方④〕

左右の眼窩部の間に位置し、眼窩の内側壁にあたります。空気を含む**篩骨洞**（副鼻腔の1つ）を内部にもつ含気骨です。上部の**篩板**（しばん）を嗅神経 (I)（きゅうしんけい）が通過し、下方に突出する**垂直板**は鼻中隔の後上部をなし、**上鼻甲介**と**中鼻甲介**は鼻腔の外側壁の上部を構成します。

5. 下鼻甲介（かびこうかい）inferior nasal concha 〔ペーパークラフトにはありません〕

鼻腔の外側壁の一部になります。骨名に「骨」を含まない独立した骨です。中鼻道と下鼻道を隔てます。

6. 涙骨（るいこつ）lacrimal bone 〔作り方④〕

眼窩の内側壁の前方に位置します。

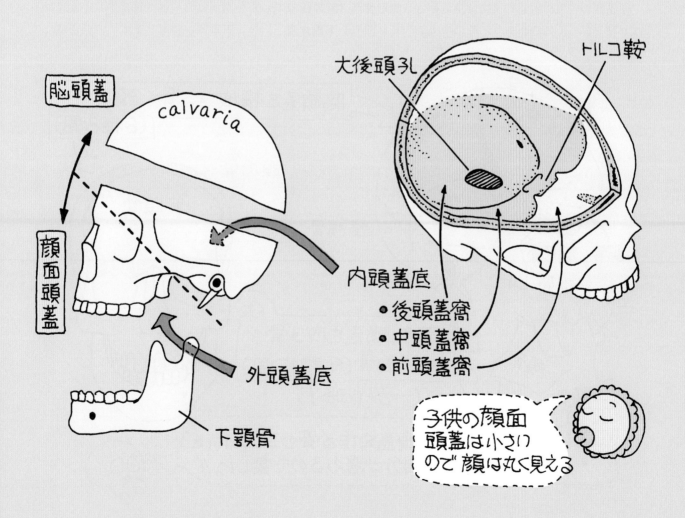

7. 上顎骨（じょうがくこつ）maxilla 〔作り方⑤〕

　顔面の中央に位置し、鼻腔の外側壁、眼窩の下壁（底部）、口蓋の前方の大部分にあたります。空気を含む上顎洞（副鼻腔の１つ）を内部にもつ含気骨です。下部の歯槽突起には上歯が丁植（はまり込むこと）します。

8. 鼻骨（びこつ）nasal bone 〔作り方⑤〕

　鼻根部に位置します。鼻腔の入口である梨状口の上縁になります。

9. 上の歯 〔作り方⑥〕

　歯は小児にみられる**乳歯**と成人の歯である**永久歯**の２種類があります。乳歯は**乳切歯**（各顎各側に２本）、**乳犬歯**（各顎各側に１本）、**乳臼歯**（各顎各側に２本）からなり、計20本です。永久歯は**切歯**（各顎各側に２本）、**犬歯**（各顎各側に１本）、**小臼歯**（各顎各側に２本）、**大臼歯**（各顎各側に３本）からなり、計32本です。永久歯の最も後ろに位置する第３大臼歯は智歯（一般的には親知らず）といいます。

10. 口蓋骨（こうがいこつ）palatine bone 〔作り方⑦〕

　骨口蓋（硬口蓋）の後部、鼻腔の外側壁の後部、眼窩の下壁の後端になります。

11. 鋤骨（じょこつ）vomer 〔作り方⑧〕

　鼻中隔の後下部をなします。鼻中隔は鼻腔を左右に隔てる壁です。

12. 蝶形骨（ちょうけいこつ）sphenoidal bone 〔作り方⑧〕

　頭蓋底の中央に位置します。空気を含む**蝶形骨洞**（副鼻腔の１つ）を内部にもつ含気骨です。上面にはトルコ鞍というくぼみがあり、その中央部の丸い凹みを**下垂体窩**といい、下垂体が位置します（内頭蓋底に位

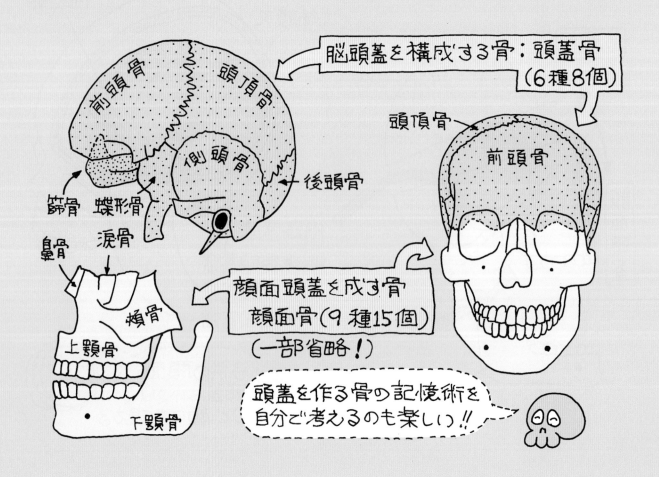

JCOPY 498-00046

置するため、ペーパークラフトでは表現されていません）。下方に**翼状突起**（よくじょうとっき）があり、外側の外側板と内側の内側板からなります。**大翼**と**小翼**の間を**上眼窩裂**といい、動眼神経（III）、滑車神経（IV）、眼神経（V₁）、外転神経（VI）が通ります。大翼には**正円孔**、**卵円孔**、**棘孔**（きょくこう）があり、それぞれを上顎神経（V₂）、下顎神経（V₃）、中硬膜動脈が通ります（ペーパークラフトでは表現されていません）。小翼には視神経（II）および眼動脈が通る**視神経管**があります。上眼窩裂も視神経管も眼窩に通じます。

13. 側頭骨（そくとうこつ）temporal bone　〔作り方⑨⑩〕

　脳頭蓋の外側壁および頭蓋底の両側部にあたります。頭頂骨と**鱗状縫合**をなし、平衡覚器および聴覚器を有します。外側面の中央付近に**外耳孔**（がいじこう）（いわゆる耳の穴）があります。外耳孔の後下方に**乳様突起**（にゅうようとっき）があり、耳垂（耳たぶ）のすぐ後ろで皮膚の上からでも簡単に触れることができます。乳様突起は胸鎖乳突筋が付着（停止）します。乳様突起の前内側には**茎状突起**（けいじょうとっき）があります。乳様突起と茎状突起の間には**茎乳突孔**（けいにゅうとつこう）があり、顔面神経（VII）が通ります。外耳孔の前上部から前方に伸びる頬骨突起は、頬骨の側頭突起に達し、**頬骨弓**（きょうこつきゅう）を形成します。頬骨弓も皮膚の上から簡単に触れることができ、頬骨弓の上（いわゆるこめかみ）には側頭筋が位置します。頬骨突起の基部の下面にある楕円形のくぼみを**下顎窩**（かがくか）といいます。下顎窩は、下顎骨の下顎頭と**顎関節**（がくかんせつ）をつくります。外耳孔の前に指をあて、口を開くと、皮下にくぼみとして顎関節の位置を確認できます。側頭骨の内面（内頭蓋底）には**内耳孔**（ないじこう）があり（ペーパークラフトでは表現されていません）、顔面神経（VII）および内耳神経（VIII）が通ります。下面には**頸動脈管**があり、内頸動脈が通ります（ペーパークラフトでは表現されていません）。

14. 頬骨（きょうこつ）zygomatic bone　〔作り方⑪⑫〕

　頬の隆起として皮下に容易に触れることができます。頬骨の側頭突起は側頭骨の頬骨突起と連結して**頬骨弓**を形成します。頬骨は眼窩の外側壁の一部をなします。

15. 下顎骨（かがくこつ）mandible　〔作り方⑯⑰〕

　顔面の下部に位置する馬蹄形（U字形）の骨で、顎関節によって側頭骨と連結されています。前方に位置する下顎骨の中央部を下顎体、その両後端を下顎枝といいます。下顎枝には突起が2つあり、前方を**筋突起**、後方を**関節突起**と呼びます。筋突起には咀嚼筋の1つである側頭筋が付着（停止）します。関節突起の上端のふくらみを**下顎頭**といい、下顎頭は側頭骨の下顎窩と**顎関節**をつくります。下顎体の下縁と下顎枝の後縁の合する角を**下顎角**（かがくかく）といい、皮下に容易に触れることができます。下顎角の2-3横指前方では顔面動脈の拍動を触知しやすいです。下顎角の内面にある孔を**下顎孔**といいます。外側面の中央よりやや前に**オトガイ孔**があり、ここから出る神経をオトガイ神経といいます。下顎孔とオトガイ孔は**下顎管**によってつながっており、下顎管の中を下顎神経（V₃）の枝である下歯槽神経が通ります。下顎体の上縁は歯槽部で、下歯が丁植します。

16. 下の歯　〔作り方⑱〕

　上の歯に同じ。上の歯を参照。

17. 舌骨（ぜっこつ）hyoid bone　〔ペーパークラフトにはありません〕

　下顎骨と喉頭の間に位置する馬蹄形（U字形）の骨です。他の骨と関節せず、頭蓋から分離独立しています。

II. 頭蓋冠（とうがいかん）と縫合について

1. 頭蓋冠（とうがいかん）calvaria, skull cap

　脳をいれる脳頭蓋（神経頭蓋）の上部を**頭蓋冠**といい、前頭骨、頭頂骨、後頭骨、側頭骨からなります。これらの骨は**縫合**（ほうごう）により連結しています。

2. 冠状縫合（かんじょうほうごう）

　前頭骨と頭頂骨は**冠状縫合**（かんじょうほうごう）をなします。

3. 矢状縫合（しじょうほうごう）

　左右の頭頂骨は正中線上で**矢状縫合**（しじょうほうごう）をなします。

4. ラムダ縫合／人字縫合（じんじほうごう）

　頭頂骨と後頭骨は**ラムダ縫合**（人字縫合）をなします。

5. 鱗状縫合（りんじょうほうごう）

　頭頂骨と側頭骨は**鱗状縫合**（りんじょうほうごう）をなします。

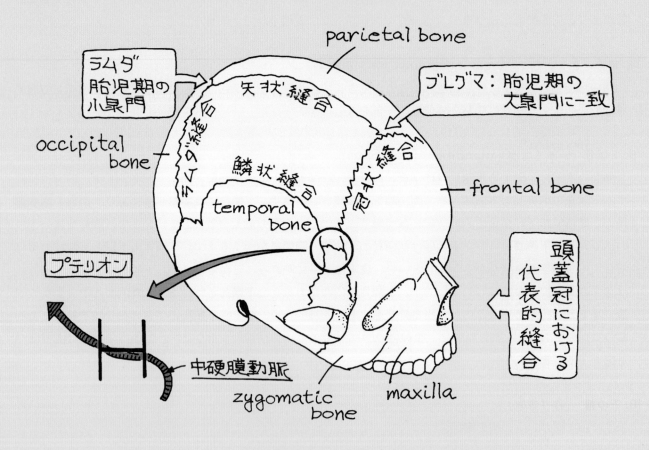

JCOPY 498-00046

Ⅲ. 頭蓋底（とうがいてい）について　cranial base, skull base

　脳をいれる脳頭蓋（神経頭蓋）の下部を**頭蓋底**といいます。頭蓋底の脳に面する側（上面）を**内頭蓋底**といいます（ペーパークラフトでは表現されていません）。下顎骨と舌骨を除いた、頭蓋底の外面（下面）を**外頭蓋底**といいます。

・外頭蓋底

　前部には上顎骨と口蓋骨からなる**骨口蓋**があります。骨口蓋の後で、左右の翼状突起の間に開く鼻腔（びくう）の出口を**後鼻孔**（こうびこう）といいます。側頭骨の**下顎窩**は下顎骨の下顎頭と顎関節を形成します。後頭骨の**大後頭孔**（大孔）を延髄、椎骨動脈、副神経（Ⅺ）などが通過します。後頭骨の**後頭顆**は第1頸椎（環椎）と関節（環椎後頭関節）します。

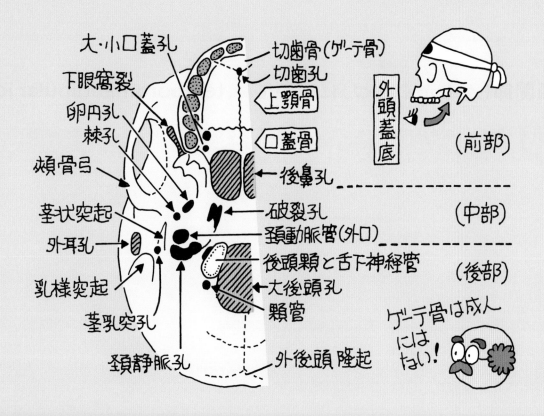

Ⅳ. 頭蓋の前面について

　前頭骨、頬骨、鼻骨、上顎骨、蝶形骨からなります。眼球をいれる**眼窩**、空気の通路となる**鼻腔**、飲食物の取り入れ口となる**口腔**があります。

1. 眼窩（がんか）orbit

　左右の眼球をいれる1対のくぼみで、7個の頭蓋骨（上顎骨、前頭骨、頬骨、蝶形骨、涙骨、篩骨、口蓋骨）からできています。眼窩の入口を**眼窩口**（がんかこう）といい、上縁は前頭骨、下縁は上顎骨、外側縁は頬骨に囲まれます。**視神経管**（ししんけいかん）を視神経（Ⅱ）および眼動脈が通ります。**上眼窩裂**（じょうがんかれつ）を動眼神経（Ⅲ）、滑車神経（Ⅳ）、眼神経（V_1）、外転神経（Ⅵ）などが通り、**下眼窩裂**（かがんかれつ）を眼窩下神経、頬骨神経、眼窩下動・静脈が通ります。眼窩の内側前下方の涙骨と上顎骨の間には**鼻涙管**（びるいかん）があり、鼻腔の下鼻道に通じています。涙液は鼻涙管を通って下鼻道に流れます。

2. 鼻腔（びくう）nasal cavity

　　顔面のほぼ中央に位置し、呼吸における空気の通路となります。鼻腔の入口を梨状口（りじょうこう）と
いいます。梨状口の周縁は鼻骨、上顎骨からなります。鼻腔は**鼻中隔**によって左右に分けられます（ペーパ
ークラフトでは表現されていません）。鼻中隔の上半分は**篩骨**の垂直板、後下半部は**鋤骨**、前方は軟骨からな
ります。鼻腔の外側壁から内下方に向かって上鼻甲介、中鼻甲介、下鼻甲介が垂れ下がり、それぞれの下に
上鼻道、中鼻道、下鼻道をつくります（ペーパークラフトでは表現されていません）。

3. 口腔（こうくう）oral cavity

　　顔面の下部に位置し、消化器系の始まりです。上顎と下顎の間の空間で、中に舌があります。口腔は、上
下の歯列弓の前方（外側）の**口腔前庭**と、後方（内側）の**固有口腔**に分けられます。固有口腔の上壁を**口蓋**
（こうがい）といい、口蓋は鼻腔と固有口腔を隔てます。口蓋は前方の**硬口蓋**と後方の**軟口蓋**よりなります。
硬口蓋は上顎骨と口蓋骨からなる骨口蓋を有します。

Ⅴ. 顎関節（がくかんせつ）について　temporomandibular joint

　　側頭骨の下顎窩と下顎骨の下顎頭とでつくられる楕円関節を**顎関節**といいます。顎関節の関節腔内には**関
節円板**があり、関節腔は 2 分されます。

※イラストは松村讓兒. イラスト解剖学 改訂 10 版. 2021；中外医学社 より松村先生の許諾を得て掲載しています。

頭蓋骨 ペーパークラフトの 作り方

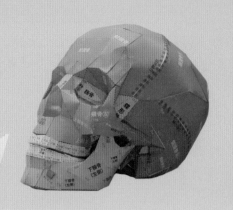

それでは、実際にペーパークラフトを作って頭蓋骨の構造を学んでいきましょう！

作り方のコツや、困ったときは。

① まず最初に、山折り線・谷折り線に折りスジをつけて下さい。かなり組み立てやすくなります。

② 折りスジをつけたら、組み立てに必要なパーツだけを切り出し、軽く折り目をつけて下さい。

③ ノリ無しでノリシロの位置を合わせて確認してから、ノリシロにノリをつけて貼りましょう。

④ 小さいノリシロや指の届きにくいノリシロの貼り付けはピンセットが非常に便利です。ピンセットの使用を特にお勧めします。指やピンセットが届きにくい時は、眼窩、梨状口、大後頭孔などの孔や隙間から指やピンセットでアプローチして下さい。

⑤ もしもパーツが破れたり切り取り間違いをした時は、頁の余白を適当な大きさに切り取り、パーツの裏側に貼って補修や補強をして下さい。セロハンテープを裏から貼ってもOKです。

必要な道具 ……………………………………………………✂

- ハサミ
- カッターナイフ
- カッターマット
- 接着剤（木工用ボンドまたは手芸用ボンドがおすすめ）
- 手芸用トレーサー、書けなくなったボールペン等（折り線に折りスジをつけるために使う）
- ピンセット（小さいノリシロや指が届きにくいところの貼り付けに便利）

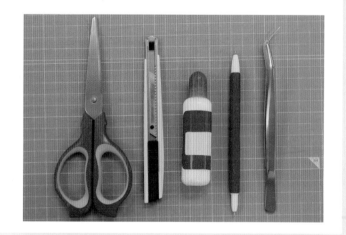

組み立て方 ……………………………………………………✂

切り取り線	———————————
山折り線	– – – – – – – – –
谷折り線	-·–·–·–·–·–·–·–

部品を切り取り線（実線）に沿ってハサミ等で丁寧に切り取り、のりしろを番号順に貼り合わせ、組み立ててください。

あらかじめ山折り線・谷折り線を手芸用トレーサーや書けなくなったボールペン等でなぞり、折りスジをつけると折りやすくなります。

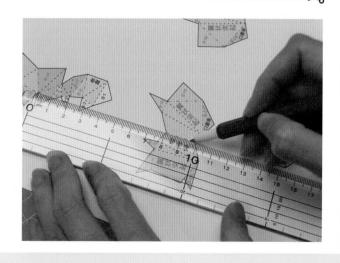

頭頂骨（左右）、後頭骨を組み立てる

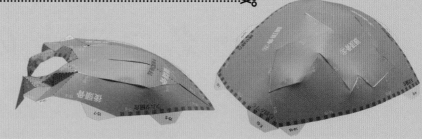

●準備：展開図 No.1 ～ 3 のパーツを切り離す。折り線に沿って軽く折り目をつけておく。

① 頭頂骨左側（1-1 ～ 1-15）

ノリシロ 1-1 ～ 1-15 をゆるやかな曲面になるように貼り合わせる。

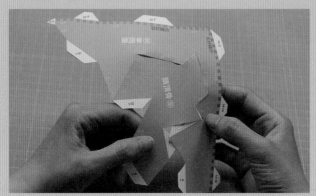

② 頭頂骨右側（2-1 ～ 2-15）

①と同様に、ノリシロ 2-1 ～ 2-15 を順に貼る。

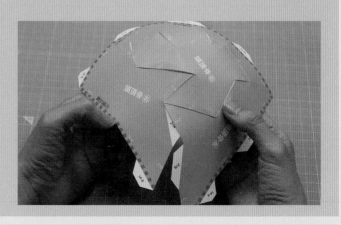

③ 後頭骨（3-1 ～ 3-27）

1. ノリシロ 3-1 ～ 3-3 をゆるやかな曲面になるように貼り合わせる。

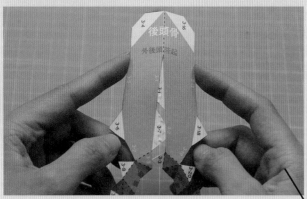

2. ノリシロ 3-4 ～ 3-14 を順に貼り、パーツ同士をつなぎ合わせる。

細かい部分はピンセットで押さえると貼りやすい

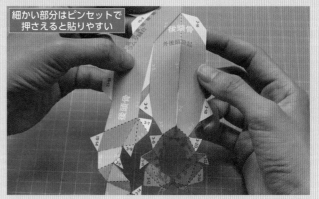

3. ノリシロ 3-15 ～ 3-27 を順に貼り、2 と同様にパーツ同士をつなぎ合わせる。

細かい部分はピンセットで押さえると貼りやすい

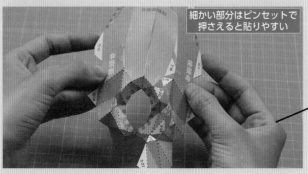

POINT
外後頭隆起は頭の後ろ中央あたりで容易に触れます。探してみましょう。

POINT
大後頭孔を延髄、椎骨動脈、副神経（XI）が通過します。

JCOPY 498-00046

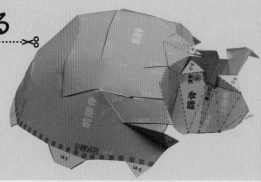

●準備：展開図 No.4、5 からパーツを切り離す。折り線に沿って軽く折り目をつけておく。

④ 前頭骨と眼窩の上部（4-1 ～ 4-36）

1. ノリシロ 4-1 ～ 4-18 をゆるやかな曲面になる
   ように貼り合わせる。

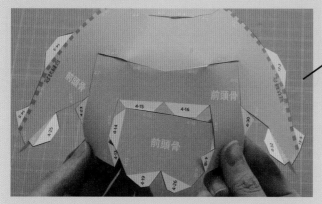

POINT
前頭骨はおでこに位置します。
前頭骨は前頭洞をもつ含気骨です。

2. ノリシロ 4-19 ～ 4-25 を順に貼る。4-20,21 は
   約90度になるようしっかりと山折りにする。

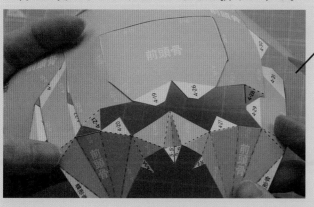

POINT
前頭骨は眼窩の上壁を構成します。

POINT
篩骨は眼窩の内側壁を構成します。

3. ノリシロ 4-26 ～ 4-32 を順に貼る。4-27,28 は
   約90度になるようしっかりと山折りにする。

4. ノリシロ 4-33,34（右の眼窩）、4-35,36（左の
   眼窩）を順に貼り、組み立てる。

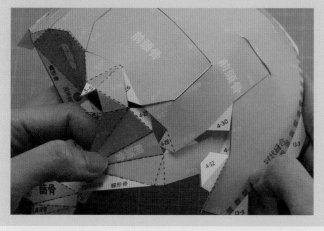

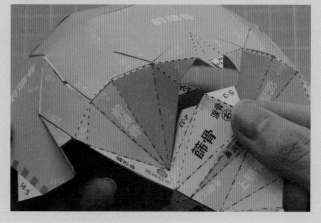

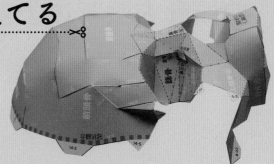

上顎骨と眼窩の下部を組み立てる

●準備：展開図 No.6 からパーツを切り離す。折り線に沿って軽く折り目をつけておく。

⑤ 上顎骨と眼窩の下部 (5-1 〜 5-25)

1. ノリシロ 5-1 〜 5-10 を順に貼り、左右の眼窩と鼻根を組み立てる。

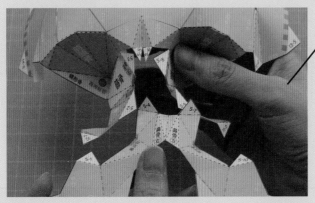

2. ノリシロ 5-11 〜 5-15 を順に貼る。口腔内の上壁を凹面に組み立てる。

3. ノリシロ 5-16 〜 5-19 を順に貼る。

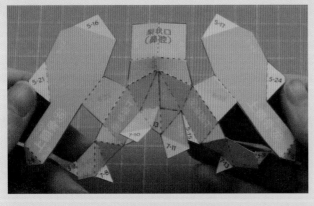

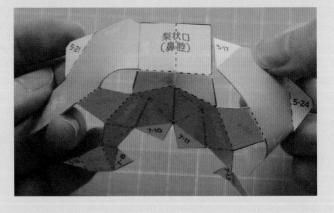

4. ノリシロ 5-20 〜 5-25 を順に貼る。
   5-20,21,24,25 は約 90 度の谷折りにする。

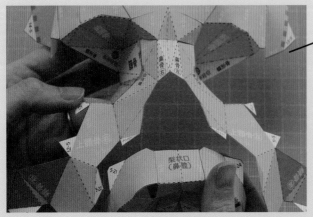

JCOPY 498-00046

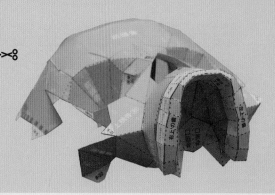

上の歯・口蓋骨を組み立てる ✂

●準備：展開図 No.7 からパーツを切り離す。折り線に沿って軽く折り目をつけておく。

⑥ 上の歯（6-1 〜 6-40）

1. ノリシロ6-1 〜 6-36 を順に貼る。歯の両端は、箱状に折り込むようにして組み立てる。

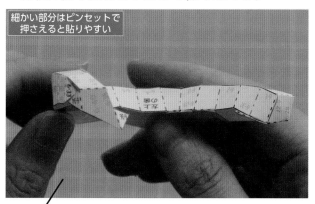

細かい部分はピンセットで押さえると貼りやすい

POINT
永久歯には切歯、犬歯、小臼歯、大臼歯があります。

2. ノリシロ6-37 〜 6-40 を順に貼り、⑤で組み立てた上顎骨に上の歯を貼り付ける。

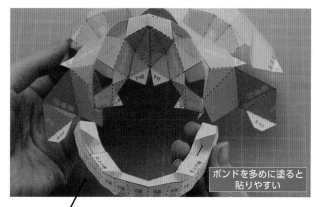

ボンドを多めに塗ると貼りやすい

POINT
永久歯は各顎各側に8本ずつ、計32本あります。

⑦ 口蓋骨（7-1 〜 7-16）

1. ノリシロ7-1 〜 7-4 を順に貼り、口蓋骨を組み立てる。

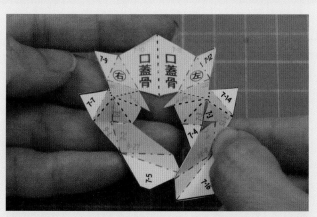

2. ノリシロ7-5 〜 7-16 を、⑤で組み立てた上顎骨に沿わせるようにして貼り付ける。

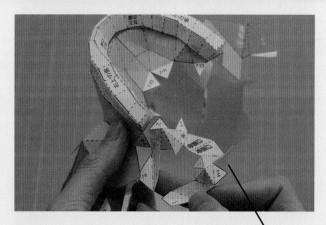

POINT
上顎骨の後ろに口蓋骨が位置し、硬口蓋を構成します。

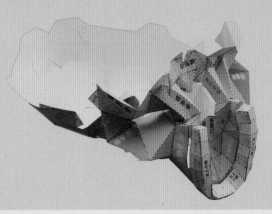

●準備：展開図 No.8 からパーツを切り離す。折り線に沿って軽く折り目をつけておく。

⑧ 蝶形骨（8-1 ～ 8-27）

1. ノリシロ 8-1 ～ 8-13 を順に貼り、パーツ同士をつなげる。

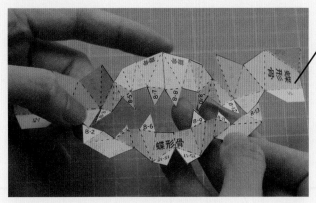

POINT
蝶形骨は蝶形骨洞をもつ含気骨です。

2. 翼状突起（右：8-14 ～ 17、左：8-18 ～ 21）を貼り、接続する。

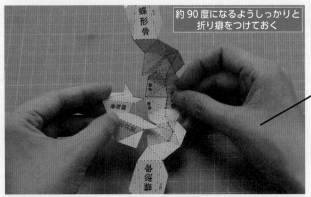

約 90 度になるようしっかりと折り癖をつけておく

POINT
翼状突起は外側板と内側板からなります。翼状突起は外側翼突筋や内側翼突筋が付着（起始）します。

3. 蝶形骨と頬骨（右：8-22、左：8-23）を接続する。

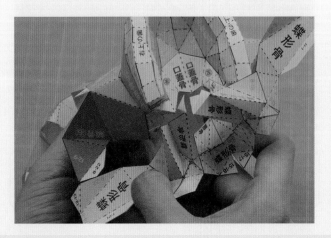

4. ノリシロ 8-24 ～ 8-27 を順に貼り、蝶形骨と⑦で作った口蓋骨をつなげる。

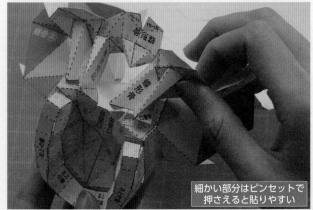

細かい部分はピンセットで押さえると貼りやすい

JCOPY 498-00046

側頭骨（左右）を組み立てる ✂

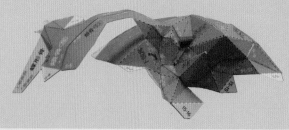

●準備：展開図 No.9、10 からパーツを切り離す。折り線に沿って軽く折り目をつけておく。

⑨ 側頭骨左側（9-1 ～ 9-28）

1. ノリシロ 9-1 ～ 9-3 を順に貼り、乳様突起を組み立てる。

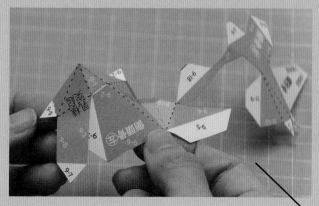

2. ノリシロ 9-4 ～ 9-11 を順に貼り、側頭骨の外側面を組み立てる。

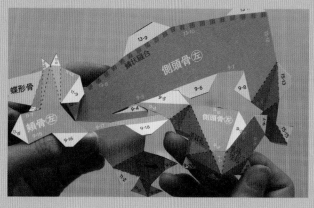

3. ノリシロ 9-12 ～ 9-14 を順に貼る。

細かい部分はピンセットで押さえると貼りやすい

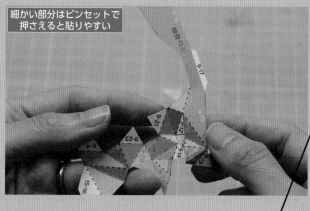

POINT

乳様突起は胸鎖乳突筋が付着（停止）します。耳垂の後ろで容易に触れます。探してみましょう。

頬骨弓は頬骨と側頭骨からなります。体表で容易に触れるので、探してみましょう。

側頭骨の下顎窩は下顎骨の下顎頭と顎関節を構成します。顎関節は外耳孔のすぐ前に位置します。

4. ノリシロ 9-15 ～ 9-18 を順に貼り、頬骨弓を組み立てる。

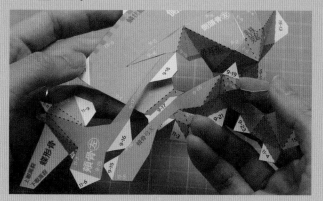

5. ノリシロ 9-19 ～ 9-24 を順に貼り、下顎窩を凹に組み立てる。

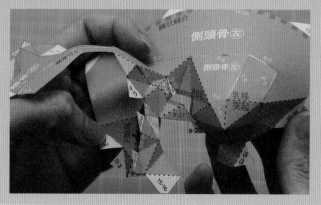

6. ノリシロ 9-25 を貼り、茎状突起を錐形に組み立てる。

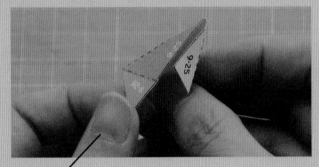

7. ノリシロ 9-26 ～ 9-28 を順に貼り、茎状突起を側頭骨に貼り付ける。

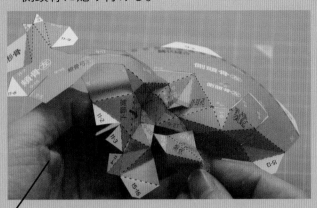

POINT

茎状突起と乳様突起の間には茎乳突孔があり、茎乳突孔を顔面神経（Ⅶ）が通過します。

側頭骨には外耳孔があり、内部には中耳や内耳があります。

⑩ 側頭骨右側（10-1 ～ 10-28）

⑨と同様の手順でノリシロ 10-1 ～ 10-28 を順に貼り、側頭骨右側を組み立てる。

頬骨（左右）周辺の骨をつなげる

●準備：④前頭骨・⑤上顎骨・⑧蝶形骨・⑨⑩側頭骨（頬骨）を用意する。

⑪ 頬骨左側周辺（11-1 ～ 11-13）

1. ノリシロ 11-1 ～ 11-4 を順に貼り、蝶形骨と側頭骨（左）をつなげる。

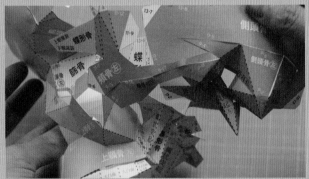

2. ノリシロ 11-5 ～ 11-8 を順に貼り、上顎骨（左）と頬骨（左）をつなげる。

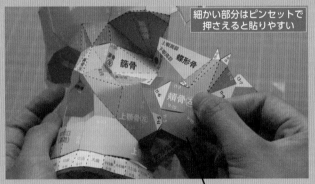

細かい部分はピンセットで押さえると貼りやすい

3. ノリシロ 11-9 ～ 11-12 を順に貼り、頬骨（左）と前頭骨をつなげる。ノリシロ 11-13 を貼り、蝶形骨と前頭骨をつなげる。

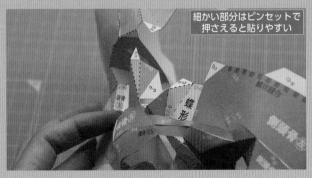

細かい部分はピンセットで押さえると貼りやすい

POINT

頬骨は眼窩の外側壁を構成します。眼窩には眼球が位置します。

⑫ 頬骨右側周辺（12-1 ～ 12-13）

頬骨（左）周辺の骨と同様に、ノリシロ 12-1 ～ 12-13 を順に貼り、頬骨（右）周辺の骨を組み立てる。

JCOPY 498-00046

頭頂骨周辺をつなげる

●準備：①②頭頂骨と、⑪⑫で組み立てたパーツを用意する。

⑬ 頭頂骨左側を接続（13-1 ～ 13-11）

1. ノリシロ 13-1 ～ 13-6 を順に貼り、頭頂骨（左）と前頭骨をつなげる。

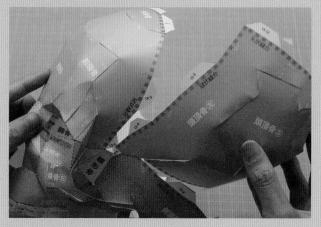

2. ノリシロ 13-7 ～ 13-11 を順に貼り、頭頂骨（左）と蝶形骨と側頭骨（左）をつなげる。

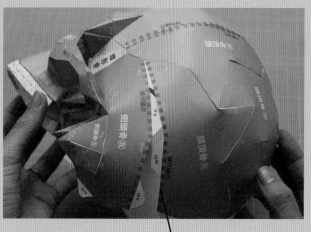

⑭ 頭頂骨右側を接続（14-1 ～ 14-16）

1. ノリシロ 14-1 ～ 14-6 を順に貼り、頭頂骨（右）と前頭骨をつなげる。

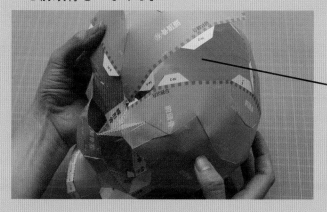

> **POINT**
> 頭頂骨と側頭骨の連結を鱗状縫合といいます。

> **POINT**
> 頭頂骨と前頭骨の連結を冠状縫合といいます。

> **POINT**
> 左の頭頂骨と右の頭頂骨の連結を矢状縫合といいます。

2. ノリシロ 14-7 ～ 14-11 を順に貼り、頭頂骨（右）と蝶形骨と側頭骨（右）をつなげる。

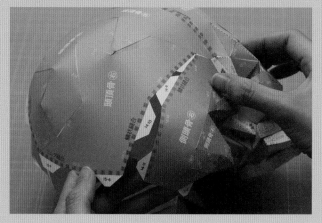

3. ノリシロ 14-12 ～ 14-16 を順に貼り、左右の頭頂骨をつなげる。

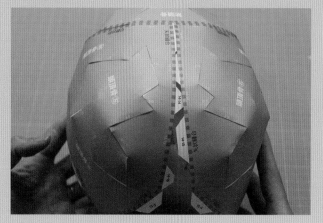

後頭骨をつなげる

●準備：③後頭骨と、⑪〜⑭で組み立てたパーツを用意する。

⑮ 後頭骨を接続（15-1 〜 15-18）

1.ノリシロ 15-1 〜 15-6 を順に貼り、後頭骨と左
　右の頭頂骨をつなげる。

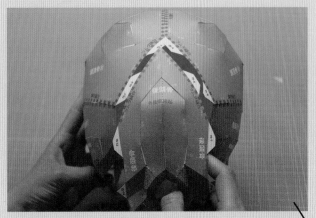

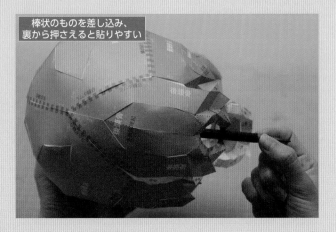

棒状のものを差し込み、
裏から押さえると貼りやすい

2.ノリシロ 15-7 〜 15-11 を順に貼り、後頭骨と
　側頭骨（右）をつなげる。

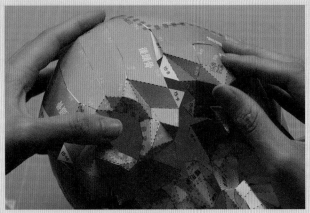

POINT

後頭骨と左右の頭頂骨の連結を
ラムダ縫合（人字縫合）といいます。

3.ノリシロ 15-12 〜 15-16 を順に貼り、後頭骨
　と側頭骨（左）をつなげる。

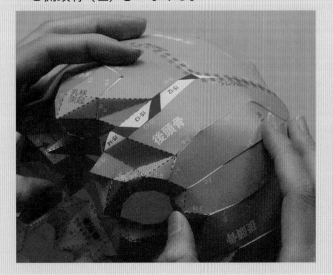

4.ノリシロ 15-17 〜 15-18 を順に貼り、後頭骨
　と蝶形骨をつなげる。

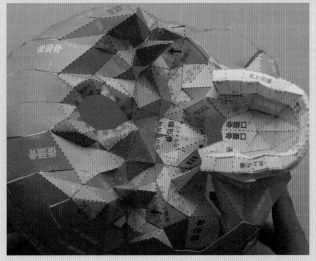

JCOPY 498-00046

下顎骨・下の歯を組み立てる

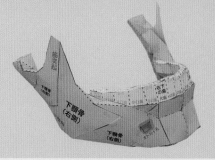

●準備：展開図 No.11、12 からパーツを切り離す。折り線に沿って軽く折り目をつけておく。

⑯⑰ 下顎骨（16-1〜16-44、17-1〜17-50）

1. ノリシロ 16-1 〜 16-44（左側）、17-1 〜 17-44（右側）を順に貼り、下顎骨を組み立てる。

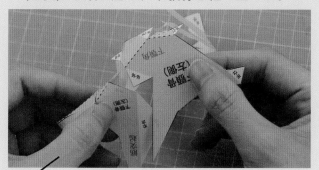

2. ノリシロ 17-45 〜 17-50 を順に貼り、下顎骨の左側と右側を組み合わせる。

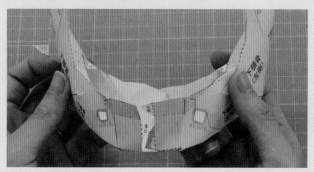

> **POINT**
> 下顎骨の関節突起の下顎頭は側頭骨の下顎窩と顎関節を構成します。顎関節は外耳孔のすぐ前に位置します。

⑱ 下の歯（18-1〜18-30）

1. ノリシロ 18-1 〜 18-26 を順に貼る。

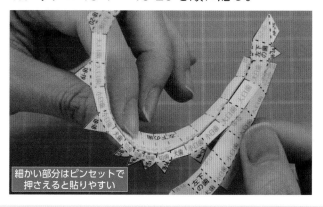

細かい部分はピンセットで押さえると貼りやすい

2. ノリシロ 18-27 〜 18-30 を順に貼り、下の歯を下顎骨に取り付ける。

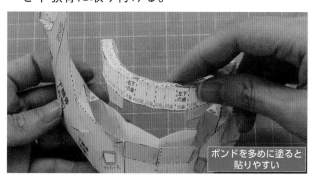

ボンドを多めに塗ると貼りやすい

完成！

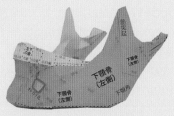

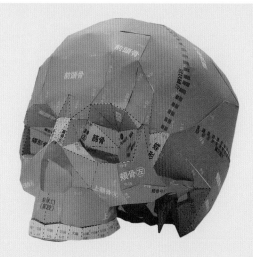

【著者略歴】

高柳　雅朗（たかやなぎ　まさあき）

1991年　名古屋大学農学部 卒業
1996年　名古屋大学大学院農学研究科博士課程 修了
1996年　東邦大学医学部解剖学講座 助手
2019年　埼玉県立大学保健医療福祉学部 准教授

とうがいこつ
頭蓋骨ペーパークラフト　　©

発　行　2024年6月20日　1版1刷

著　者　たかやなぎまさあき
　　　　高柳雅朗

発行者　株式会社　中外医学社
　　　　代表取締役　青木　滋
　　　　〒162-0805　東京都新宿区矢来町62
　　　　電　話　03-3268-2701（代）
　　　　振替口座　00190-1-98814番

印刷・製本 / 三報社印刷（株）　　　〈TO・CK〉
ISBN978-4-498-00046-9　　　　Printed in Japan

13-6
13-5
13-4
13-7
13-3
冠状縫合
13-2
13-1
矢状縫合
14-12
頭頂骨 左
1-10
1-2
1-3
1-4
14-13
1-11
1-1
1-5
14-14
1-6
1-13
1-15
ラムダ縫合
15-3
1-7
1-12
1-14
15-2
14-15
頭頂骨 左
1-8
1-11
15-1
1-9
14-16
1-10
鱗状縫合
13-11
13-9
13-10
1-15

13-8

1-4
1-6
1-5
1-3
1-7
1-8
1-2
6-1
頭頂骨 左
1-13
1-12
1-14
1-1

14-2

14-4

14-5

14-6

14-1

冠状縫合

14-3

14-7

14-12

頭頂骨 右

2-15

14-13

2-7

2-8

2-6

2-5

2-14

2-4

2-9

14-14

2-3

2-10

矢状縫合

2-2

15-4

ラムダ縫合

2-11

2-12

14-15

2-13

15-5

14-16

2-1

2-10

15-6

頭頂骨 右

2-14

14-11

鱗状縫合

14-10

14-9

2-15

14-8

2-4

2-5

2-6

2-3

2-7

2-2

2-1

2-8

頭頂骨 右

2-11

2-12

2-13

2-9

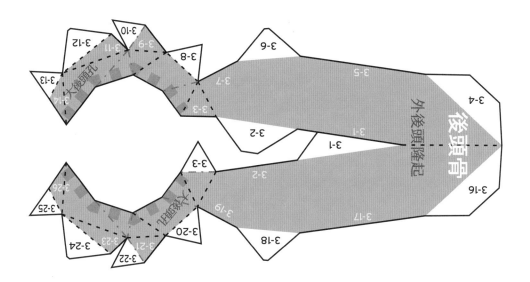

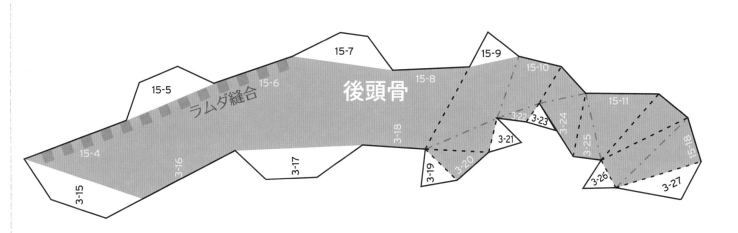

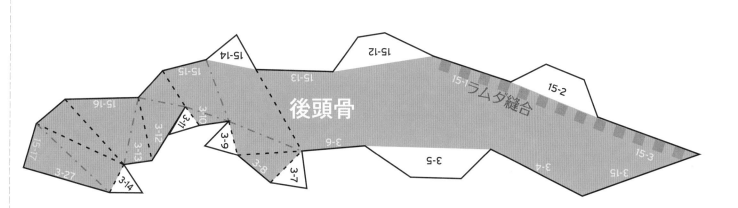

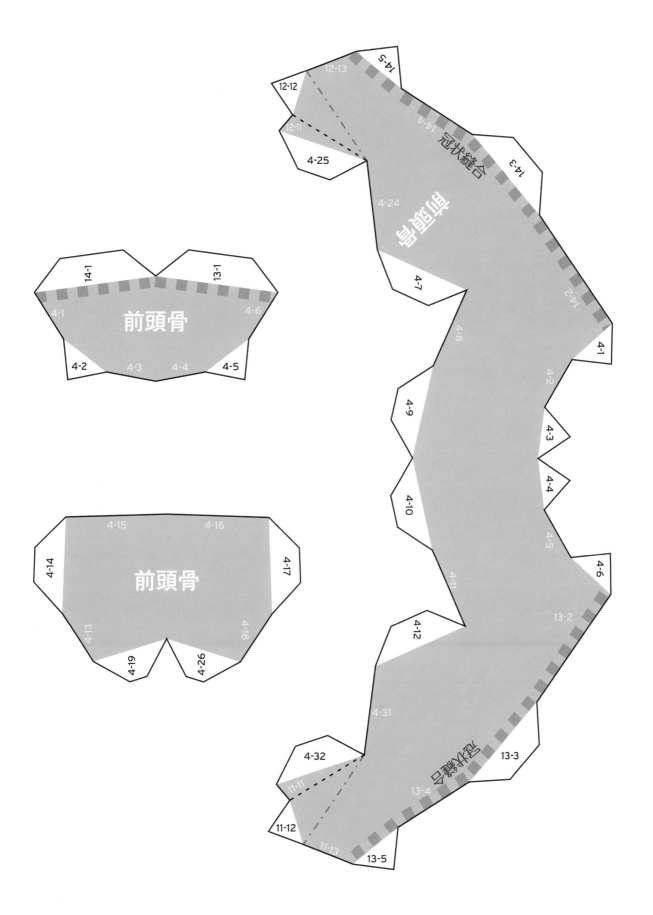

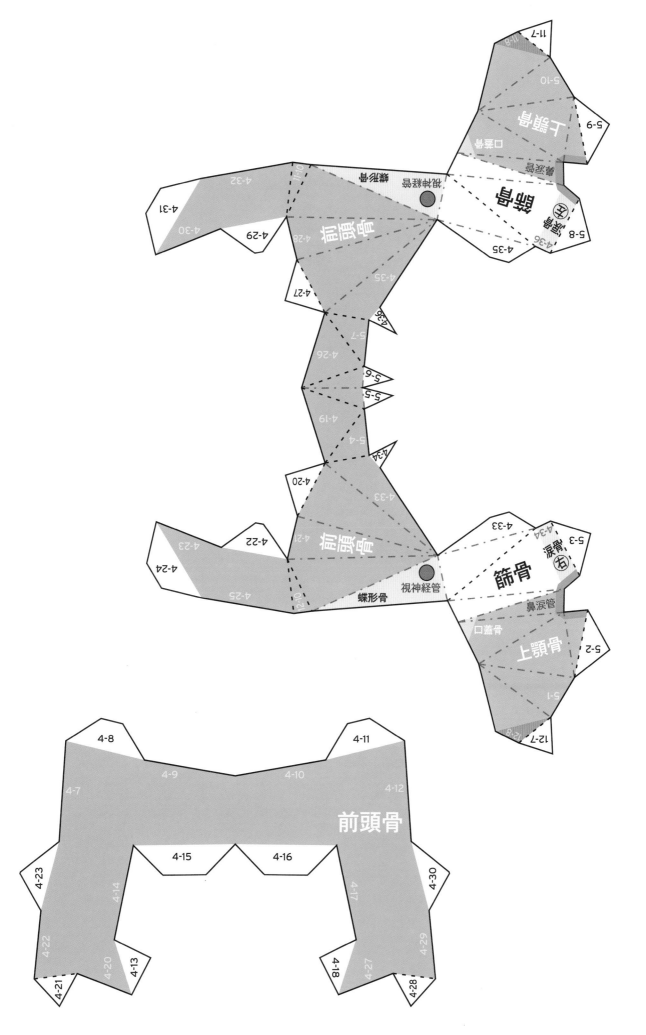

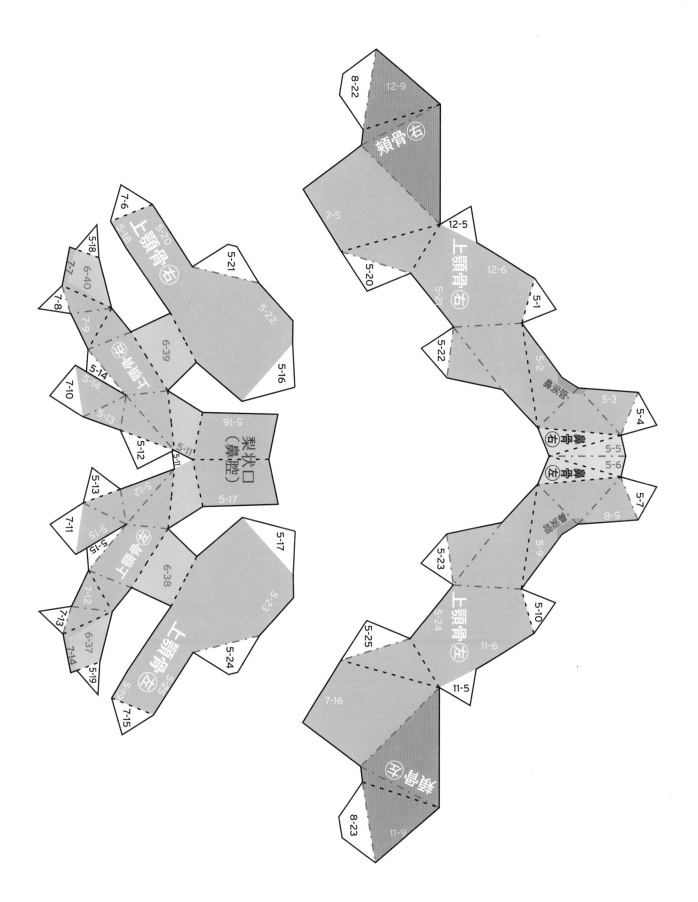

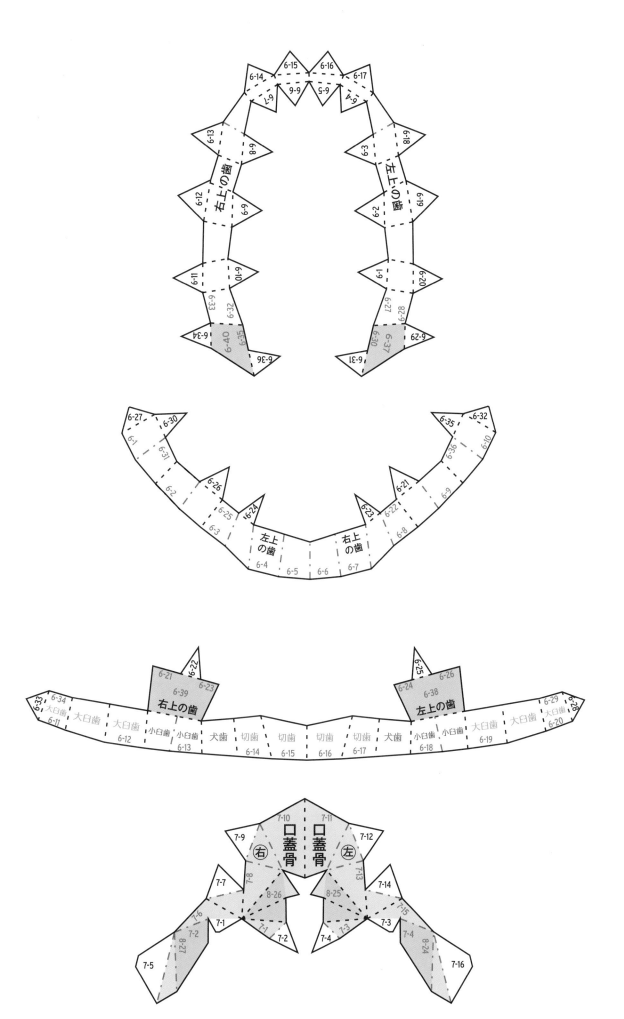

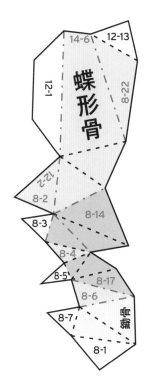
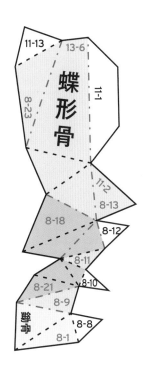
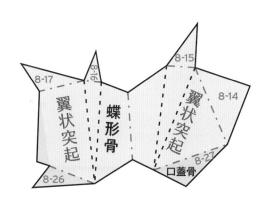
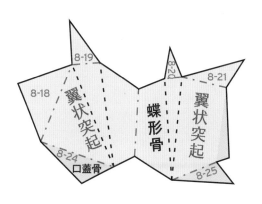
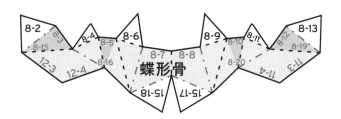

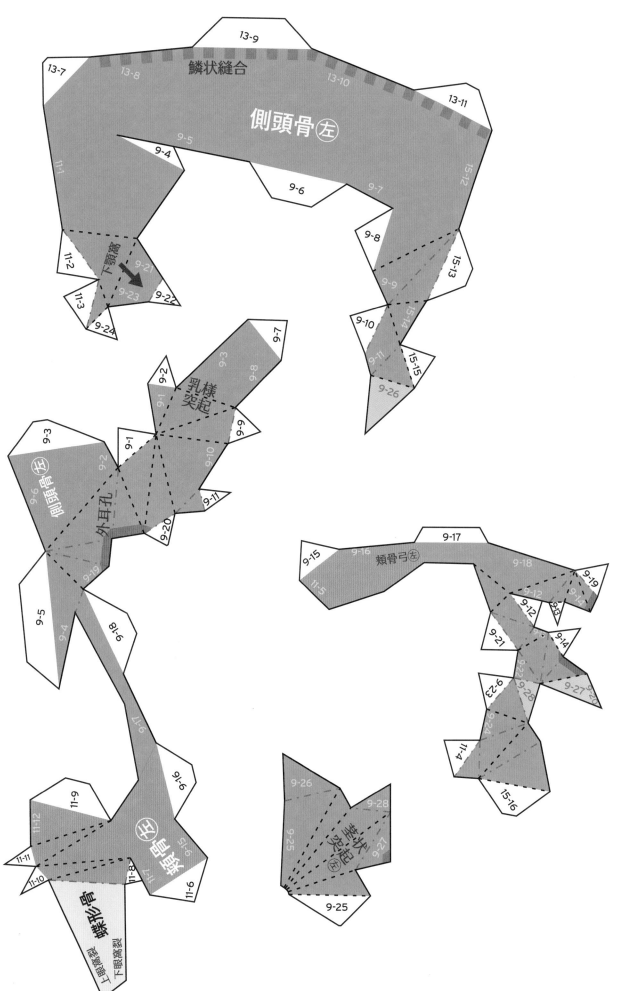

側頭骨左

鱗状縫合

13-9
13-7
13-8
13-10
13-11

9-5
9-4
11-1
9-6
9-7
15-12

11-2
下顎窩
9-21
9-8
11-3
9-23
9-22
9-9
15-13
9-24
9-10
15-14
9-11
15-15
9-26

乳様突起
9-7
9-2
9-3
9-8
9-1
9-6
9-10
9-11

側頭骨左
9-3
9-1
9-2
外耳孔
9-6
9-20
9-19
9-5
9-4
18-6
9-17

頬骨弓左
9-15
9-16
9-17
11-5
9-18
9-19
9-12
9-13
9-21
9-14
9-22
9-23
9-28
9-27
9-20
9-24
11-4
15-16

9-6
9-17
11-7
蝶形骨左
11-12
11-11
11-8
11-9
11-7
11-10
蝶形骨
上眼窩裂
下眼窩裂
11-6

茎状突起左
9-26
9-28
9-25
9-27
9-25

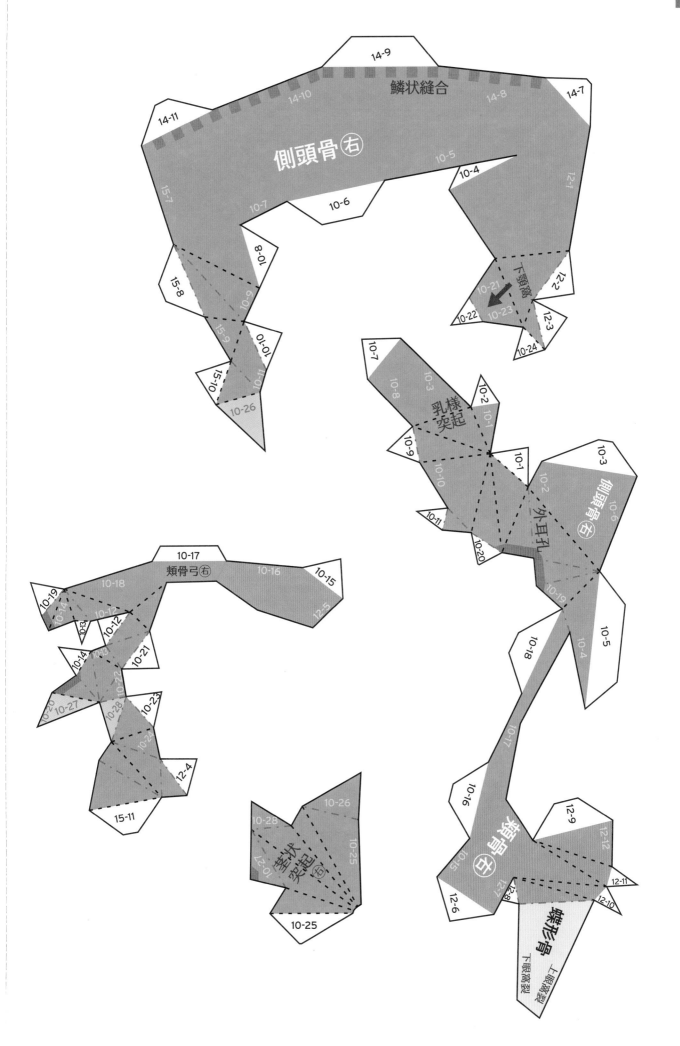

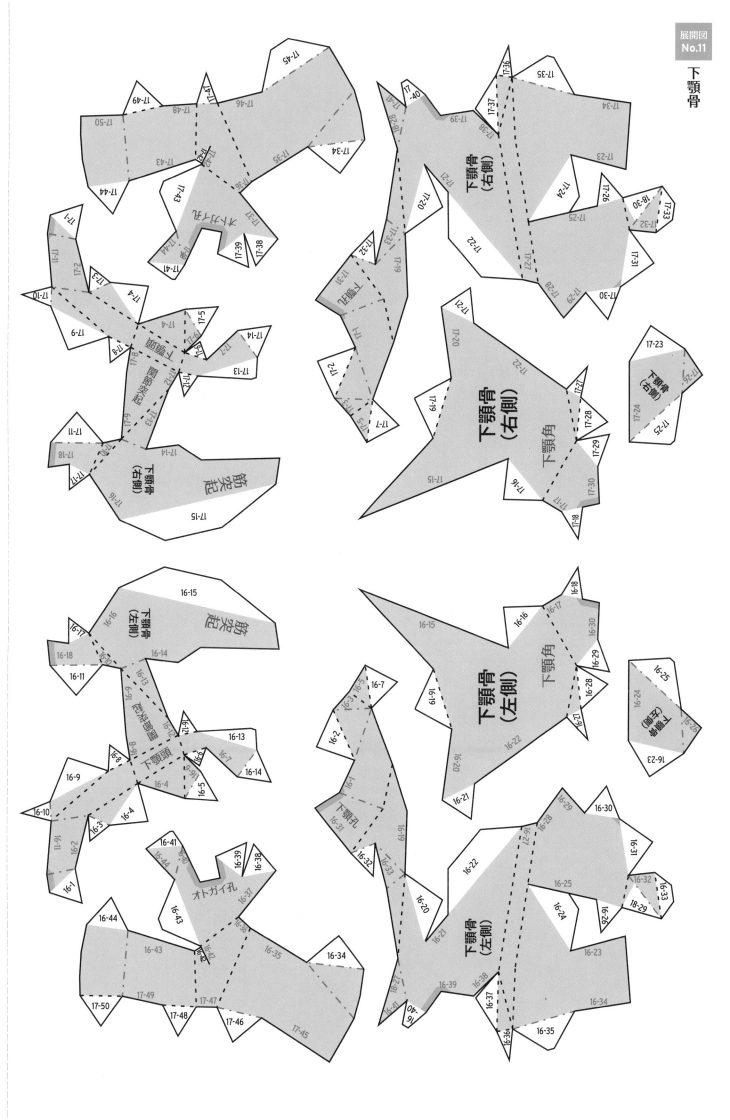

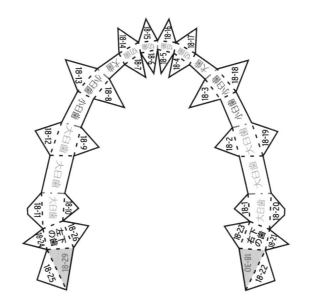

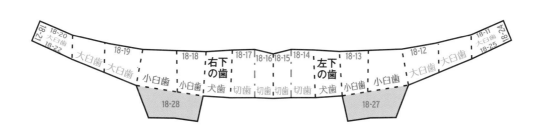

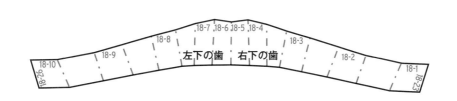